Te $\frac{69}{79}$

HYGIÈNE OCULAIRE.

DE L'UTILITÉ
ET
DU DANGER DE L'USAGE
DES LUNETTES,
ET DES
CIRCONSTANCES DANS LESQUELLES IL FAUT S'EN SERVIR ;

OPUSCULE *destiné principalement à MM. les Curés des campagnes qui sont journellement appelés à donner leur avis aux pauvres campagnards sur le choix des Lunettes que viennent incessamment leur offrir le juif Philippe et autres brocanteurs de ce genre,*

OFFERT

A SA SAINTETÉ PIE IX, SOUVERAIN PONTIFE,

PAR N. WEYLANDT D'HETTANGES, OCULISTE, etc.

« Un homme doit toujours travailler pour
» la science et l'humanité : quant à la récom-
» pense, par une voie ou par une autre, elle
» arrive toujours quand on y pense le moins. »
SCARPA.

PRIX : 2 FR.

AVIGNON,
TYPOGRAPHIE DE THÉODORE FISCHER AÎNÉ, RUE DES ORTOLANS, 4.
1847.

A SA SAINTETÉ PIE IX, SOUVERAIN PONTIFE.

Très-Saint Père,

L'Opuscule que je prends la liberté d'offrir à Votre Sainteté ayant pour but d'être utile aux malheureux, et de les préserver de la fourberie et de la cupidité des marchands de Lunettes ambulants (qui sont tous juifs), en même temps que de les prémunir contre l'emploi inconsidéré des Lunettes, qui, dans presque tous les cas, sont nuisibles à la vue, m'a fait concevoir l'espoir que vous daignerez l'agréer en faveur du motif.

Veuillez donc, Très-Saint Père, en accepter l'offrande comme un bien faible témoignage des sentiments de respect qui vous est dû à tant de ti-tres, et avec lesquels j'ose me dire :

De Votre Sainteté,

Le très-humble et très-obéissant serviteur,

WEYLANDT D'HETTANGES.

Orange (Vaucluse), le 1 janvier 1847.

INTRODUCTION.

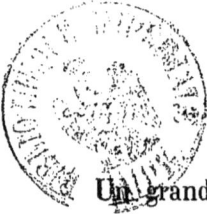

Un grand nombre d'ouvrages d'hygiène oculaire existe ; mais il n'est pas un auteur jusqu'aujourd'hui qui se soit occupé sérieusement de la prothèse lunettaire, des lunettes en deux mots.

Le patriarche des oculistes, le docteur Lusardi père, a publié une hygiène oculaire. Cette brochure contient plutôt l'analyse d'un fluide philoptique, son application et ses effets, qu'il ne parle de l'usage des lunettes, dont cependant il s'occupe secondairement et surtout très brièvement.

Il est vrai de dire que cette branche de la prothèse oculaire, si négligée, et à tort, par les médecins et les oculistes, a été, à leur honte, traitée par un homme spécial, mais non médecin, par, il est vrai de dire, un savant physicien, M. Charles Chevalier.

Je vais essayer de remplir cette lacune en disant quelques mots sur l'utilité de l'usage des lunettes, de leur choix dans les diverses affections oculaires, et surtout du danger qu'il y a de s'en servir, sans avoir eu préalablement recours aux gens de l'art bien connus, médecins bien entendus ; car nous éliminerons toujours de leur corps les empiriques et surtout les lu-

nettiers , marchands de lunettes ambulants ; tel par
exemple un ex-marchand d'habits , du nom de Philippe , qui ne craint pas d'exposer dans de pompeuses
affiches , surmontées par ces mots : *Traitement de toutes les maladies des yeux sans opérations ni médicaments
etc.* , *etc. ;* qui ne craint pas , dis-je , d'afficher en gros
caractères qu'il est porteur de certificats les plus ho-
norables des premiers médecins de la faculté de Mont-
pellier signés Lallemand , etc. , etc.

Je regrette vivement de voir les noms de nos illus-
trations médicales accolés à celui de Philippe , et pla-
cardés sur toutes les murailles des principales villes de
France et de l'étranger.

Quand viendra le jour où une administration médi-
cale sage , bien ordonnée , bien entendue , fera justice
de tous ces guérisseurs qui sont loin d'être émérites ?

La dignité des médecins , comme la persuasion de
cette vérité au public , devraient être garants , que désormais ni les uns ni l'autre n'accorderont plus de
confiance à tous ces juifs vendeurs de lunettes , qu'ils
n'en méritent réellement , c'est-à-dire aucune.

WEYLLANDT-D'HETTANGES.

J'effleurerai à peine le sentier, laissez-moi passer.

Les lunettes, dont on fait un usage si abusif de nos jours, ne remontent pas très haut, car quoique, dans l'église paroissiale de Thionville, département de la Moselle, on voie encore aujourd'hui un grand et ancien tableau représentant la cène pascale, et où saint Pierre est groupé, ayant des lunettes, il n'en est pas moins vrai qu'elles ne datent que de la fin du 13e siècle, entre l'an du Christ 1280 et 1300.

Cette invention est attribuée à un gentilhomme florentin, nommé Salvino Armati. On voyait encore, vers la fin du siècle dernier, à Florence, dans l'église de Sainte-Marie-Majeure, une pierre sépulchrale représentant l'effigie de ce noble personnage, avec une inscription italienne, dont voici la traduction :

CI-GIT SALVINO ARMATI
DE FLORENCE
INVENTEUR DES LUNETTES.
DIEU LUI PARDONNE SES PÉCHÉS !
AN 1317.

Quant aux circonstances qui ont conduit Armati à cette belle, en même temps que funeste découverte,

on l'ignore ; elle eut dans le monde un grand retentis-
sement , car elle remplissait un vide immense dans la
science. Malheureusement, à côté du bien qu'elle fit,
est un mal peut-être plus grand encore, c'est l'abus
des lunettes : combien de personnes se sont affaibli la
vue, combien d'autres sont devenues, les unes myopes, les autres presbytes, d'autres enfin aveugles par
l'usage intempestif des lunettes, et des lunettes mal
choisies , par la mode des lunettes enfin , mode qui ne
s'est pas, comme toutes les autres, perdue presqu'en
naissant; elle dure encore !

On ignore aussi ce qui a engagé Armati à donner à
l'instrument dû à sa découverte le nom de lunettes.

Avec nos devanciers, nous lui donnerons plusieurs
éthymologies, et nous nous servirons de plusieurs mots.

Lunettes, peut avoir pour origine la forme des verres dont elles sont composées (petites lunes) , et tirer
de là leur nom.

Le mot *Bésicle* est aussi employé en France, et a
pour origine bis cyclus , double cercle.

En Italie, on désigne les lunettes par le mot *Occhiali*, du latin *Ocularia*, petites ouvertures pratiquées
aux visières des casques des anciens guerriers, et devant
lesquelles il y a de petits verres.

Il est prouvé par une lettre datée de 1678 que le savant François Redi fut le premier auteur qui se soit
livré à des recherches sur l'origine des lunettes.

Nous avons aussi une excellente monographie in-4°
sur l'origine des lunettes, que publia en 1738 Manni,
Dominique-Marie , membre de l'Académie de Florence. Cet opuscule est intitulé :

DEGLI OCCHIALI DA NASO INVENTALI DA SALVINO ARMATI,
GENTILUOMO FIORENTINO , TRATTATO ISTORICO.

Il se trouve à la bibliothèque de l'Institut de France.

La lettre de Redi, que l'on ne rencontre nulle part
dans ses ouvrages (a) se trouve relatée en son entier
dans cet opuscule.

(a) OEuvres complètes de François Redi , imprimées à Milan , en 1800.

Du reste, tous les auteurs ne parlent de l'origine de cette invention que d'après la lettre de Redi; Schmitt, dans son cours complet d'optique; l'Encyclopédie méthodique, section physique, tome 1er, article Lunettes et Bésicles; le Manuel des myopes et des presbytes par Charles Chevalier, ingénieur opticien, à Paris, brochure intéressante, dans laquelle il reproduit plusieurs extraits de l'Encyclopédie et du savant travail de Manni. Rognetta parle également et très-longuement de l'origine des lunettes, il s'accorde avec les auteurs précités sur cette origine, et comme eux, l'attribue au célèbre François Redi.

Lusardi père, dans son hygiène oculaire, conserve le mutisme le plus profond : plus que tout autre, il aurait pu éclairer la science à ce sujet (il exerce l'art d'oculiste depuis au moins cinquante années); mais après quelques lignes jetées, on peut le dire, au hasard sur les lunettes, il termine en disant que, pour donner plus de développement à son article, il va simplement ajouter ce que dit Vetter, et il fait suivre cet article du beau travail de cet auteur sur l'opportunité de l'usage des lunettes, qu'il copie textuellement.

Quoique les lunettes, d'après Redi, ne datent que de la fin du 13e siècle, il n'en est pas moins vrai que longtemps avant on connaissait parfaitement le verre, car les vitres existaient; il y avait aussi des miroirs qui étaient composés de sphères de verre blanc, remplies d'eau; on se servait également de ces sphères remplies d'eau pour faciliter le travail à la chandelle, ainsi que cela se pratique, encore de nos jours, chez la plupart des cordonniers. Ce dernier moyen donna l'idée de construire de petites sphères remplies d'eau, pour s'en servir comme lunettes, chez les presbytes, et déjà du temps de Senèque, ces petites boules étaient d'un usage assez répandu. Cet auteur dit qu'elles augmentaient le volume et la clarté des lettres : « *Litteræ, quamvis minutæ et obscuræ, per vitream pilam, aquâ plenam, majorem clarioresque cernuntur.* »

Manni, page 29, nous dit que Lucrèce en fait également mention.

Ces boules étaient plutôt des espèces de microscopes et étaient loin d'atteindre à cette perfection, à cette invention des verres pleins, convexes ou concaves, etc., dont on se sert aujourd'hui pour lunettes; et ce qui vient à l'appui de cette assertion, c'est ce que dit le célèbre Buffon, en parlant des miroirs dits comburants ou incendiaires d'Archimède, c'est-à-dire que ceux-ci étaient faits avec un très-grand nombre de verres plats fixés sur une monture en bois, et non d'une seule pièce, preuve évidente que les anciens, qui ignoraient les lois de la réfraction, ne savaient pas construire les lentilles. Schmitt dit à cet égard dans son cours complet d'optique, tome 1er, page 55, Avignon 1767 :

« *Quand la dioptrique n'aurait d'autre usage que celui*
» *des lunettes pour aider les vues faibles, je crois que les*
» *avantages que les hommes en retireraient ne seraient in-*
» *férieurs à aucuns de ceux qu'ils retirent des autres arts*
» *qui ne sont pas absolument nécessaires à la vie.* »

Ce qui vient encore nous prouver que le verre existait bien avant la découverte ou l'invention des lunettes, c'est que les anciens savaient parfaitement colorier le verre, témoins les fragments trouvés à Pompéia, à Herculanum ; aussi, dès l'invention des lunettes, on ne se bornait pas à faire des verres convexes et concaves; mais l'on fabriquait également des lunettes à verres plats coloriés, afin de préserver les yeux d'une trop vive impression de lumière.

Cependant, il reste acquis à la science oculistique que les lunettes ont été inventées avant les microscopes et que ce sont elles qui ont amené la perfection des instruments d'optique et surtout de ces derniers. Ce n'est qu'au 16eme siècle que l'on a fabriqué des lunettes autres que celles à verres simples ; vers la fin de ce siècle, on a commencé à en faire à plusieurs verres et qui ont été désignées sous le nom de lunettes d'approche. La lunette de spectacle qui n'est autre chose que le télescope de Galilé en petit , est de ce nombre, (Encyclopédie.) Cette lunette se compose de deux verres pour chaque œil qui ont pris l'un la dénomination d'oculaire, (il est concave), et l'autre d'objectif , (il est convexe ou lenticulaire). Ce dernier est placé au bout le plus éloigné de la lunette. Quant aux tubes concentriques que l'on fait entrer dans cette lunette , leur seul but est de racourcir à volonté la longueur de l'instrument afin d'arriver au foyer focal. Lorsqu'on est arrivé à fixer le nombre de tubes voulu au foyer convenable , l'instrument entier ne représente plus qu'un tube simple ayant deux verres aux deux extrémités comme le télescope de Galilé , premier instrument dirigé vers le ciel ; *(Libri, brochure sur la vie de Galilé.)* Cet instrument fait plus que tripler le volume des objets que comme les voit l'œil nu.

On en vint quelques années plus tard à l'invention des verres qui font voir les objets sans irisation , c'està-dire les verres dits acromatiques.

Nous devons à Euler l'idée première de corriger le défaut des lunettes tubulaires ; il fait pour cela passer la lumière par des réfractions multiples absolument analogues au milieu réfringent de l'œil *(a)*.

Cette idée a été aussi exécutée par Dollon avec des verres simples, quoique le problème de l'acromatisme des verres simples ne soit pas encore résolu. *(C. Chevalier.)*

Manni nous rapporte que les jésuites florentins ont transporté en Chine l'art de fabriquer les lunettes ; et ils se servent aujourd'hui de préférence dans ce pays du cristal de roche, dont nous aurons occasion de parler dans le cours de cet opuscule.

Le même auteur nous donne aussi la manière dont on fixait les lunettes de ce temps *(Page 47)*.

Les Chinois, dit-il, fixaient leurs lunettes aux oreilles à l'aide de cordons de soie terminés par des glands.

(a) Weylandt d'Hettanges , notice sur la question de savoir s'il serait possible de rétablir les sensations de vision au moyen d'un œil artificiel , qui transmettrait à la rétine les rayons de lumière convenablement réfractés. Ouvrage présenté au congrès médical.

Les Italiens les fixaient dans le principe , soit sur le nez , soit aux oreilles , soit à la tempe , soit à l'occiput , à l'aide de fils métalliques , de cerceaux d'os , ou de lanières en cuir.

Avant de parler des indications générales sur l'usage des lunettes , et dont nous résumerons comme M. Rognetta sous trois chefs les circonstances qui les réclament , nous dirons deux mots du danger qu'il y a de les porter inconsidérément , ou de mal les porter.

Les lunettes sont plus propres à affaiblir la vue de ceux qui les portent sans nécessité absolue qu'à la fortifier , ou même la conserver : il arrive au contraire , souvent qu'elles la détruisent entièrement ; c'est ainsi que nous sommes journellement appelés à donner nos conseils à des personnes qui ont , disent-elles , la vue faible , ce qui n'est dû qu'à l'usage gratuit et intempestif des lunettes , et des lunettes mal choisies.

Il est soixante personnes sur cent qui portent des lunettes , et sur ces soixante , il n'en est guères plus que huit ou dix qui en aient réellement besoin ; mais la mode est là pour répondre à cet argument ; car , hommes , femmes , jeunes , vieux , fashionables surtout , en portent ; et quelle est la mode que l'on suivrait dans ce siècle surtout , si ce n'est celle des dandys , seuls hommes à l'ordre du jour.

Je citerai à l'appui du mal que produit cette funeste mode ou habitude , nombre de jeunes gens qui , pour s'exempter de la conscription , ont fait usage pendant un temps très court de lunettes concaves , afin de lire et passer pour myopes , et qui le sont devenus réellement , car ils n'ont plus pu se passer de cette espèce de verres. Ils ont quelquefois commencé par le n° 30, pour arriver ainsi graduellement jusqu'au 4 , afin de pouvoir faire constater leur myopie , de façon qu'après la conscription , ils étaient bien heureux encore si le n° 8 ou 9 leur suffisait et plus tard même le 5 ou le 4 , puis finirent par devenir complétement aveugles. Voilà comme des personnes ayant naguères d'excellents yeux sont obligées aujourd'hui d'avoir recours à

une Antigone , car pour elles , point d'opération et
point de guérison possibles.

Quant aux verres convexes , ils ont le même inconvénient. Les personnes qui commencent à en porter ,
débutent ordinairement par des n^{os} très faibles , qui
sont destinés aux presbytes , et lorsqu'elles les ont por-
tés pendant un court espace de temps , elles ne peuvent plus s'en servir , et sont obligées d'avoir recours
à ceux destinés aux personnes qui ont été opérées de
la cataracte , tels que les n°s 5 , 4 , voire même 2 1/2
ou 2.

Il y a également un inconvénient grave à s'habituer
aux verres verts , bleus , azurés , bruns ou noirs , quel
que soit le degré de leur coloration ; ils ne permettent qu'à des rayons peu intenses de passer , ce qui
force par conséquent les yeux à une contention on ne
peut plus fatiguante pour bien distinguer les objets ,
et produit une confusion dans la vision , autre germe
d'affection oculaire.

Voilà pour l'espèce de verres ; parlons maintenant
de la forme.

Les verres entièrement planes nuisent bien plus
qu'ils ne sont utiles : il en est de même des lunettes à
verres ovales.

Quant aux lorgnons , lorgnettes à un seul verre (monocles), ils sont plus nuisibles encore et devraient être
tout-à-fait rejetés , car ils n'exercent qu'un œil , et il
résulte de leur usage que les deux yeux qui jouissaient
d'une égale force ne tardent pas à éprouver la diminution de cet équilibre , et l'œil qui n'est pas exercé s'af-
faiblit de plus en plus.

Les loupes dont font usage surtout les horlogers ,
les graveurs , sont encore bien plus nuisibles ; car , in-
dépendamment du défaut que nous avons reproché
aux lorgnettes simples (monocles) , elles ont encore
celui de gâter l'œil par une trop grande force et d'o-
bliger les personnes qui s'en servent habituellement
d'employer par la suite des verres convexes beaucoup

plus forts que si elles ne s'étaient pas servies de ces loupes.

Il s'en suit de ce que nous venons de dire plus haut que l'on ne devrait avoir recours aux lunettes que dans le cas de *nécessité absolue* comme par exemple la myopie et la presbyopie, ainsi qu'à la suite de l'opération de la cataracte.

Notre intention étant de consacrer un chapitre à chacune de ces espèces de lunettes aux articles miopie, presbyopie, cataracte, nous continuerons l'énumération de leurs inconvénients.

Les lunettes conserves, ou soi-disant telles, loin de conserver la vue, l'affaiblissent journellement, et ce qui leur vient en aide, c'est la parcimonie de ceux qui veulent les porter : ils achètent des lunettes à verres communs, à foyers différents, d'une transparence plus que douteuse, mal taillés, mal adoucis, contenant des fils et des bouillons, résultat de la matière impure employée à leur confection.

L'usage de ces verres pendant quelques heures consécutives suffit pour engourdir les yeux au point que les objets semblent couverts d'un voile, ce qui est dû à la stimulation de l'œil par la réflexion occasionnée par ces lunettes, en exaltant la sensibilité de cet organe.

L'équilibre ne se rétablit que peu à peu en cessant l'emploi de ces lunettes, et il se passe là le même phénomène que lorsqu'on passe d'un lieu éclairé dans un endroit obscur : les verres coloriés comme les blancs ont le même inconvénient.

Chez les personnes affectées de photophobie, il est vrai de dire que les verres coloriés garantissent l'œil en modérant la lumière ; mais ce soulagement n'est qu'apparent ; il est même annulé parce que la personne qui les porte est obligée de faire des efforts plus grands pour apercevoir distinctement les objets de petite dimension : ces verres obscurcissent les objets et ne laissent pénétrer dans l'œil, ainsi que nous l'avons déjà dit, que des rayons peu distincts et peu nombreux, parce qu'ils contiennent plus de matière colorante et sont, par le même motif, plus obscurs.

Il résulte de ces inconvénients que, non-seulement les yeux en sont affaiblis, mais qu'ils perdent même l'habitude de la lumière naturelle.

Les personnes qui pendant longtemps ont porté des lunettes à verres fortement coloriés s'en trouvent très bien, parce qu'elles ne peuvent plus supporter la lumière naturelle dont elles ont perdu l'habitude ; elles continuent donc à les porter et l'œil finit par s'applatir et la presbyopie arriver, puis augmenter de plus en plus, et il leur faut alors des verres convexes et coloriés : elles seront obligées de les prendre plus épais, par conséquent moins transparents et ils exigeront des efforts bien plus considérables pour apercevoir les objets distinctement, ce qui ne peut qu'ajouter encore à la faiblesse des yeux.

Lorsqu'il en est temps encore, il n'est qu'un moyen de se défaire de cette funeste habitude, c'est en prenant ou se servant de verres de moins en moins coloriés jusqu'à ce que la lumière naturelle puisse servir aux yeux.

Quant aux lunettes à contre-vents, à visières, que portent de certaines personnes pour se garantir du vent ou de la poussière, elles remplissent bien leur but ; mais toujours à côté de ce bien, nous trouvons un mal plus grand ; car elles enchâssent, emboitent en quelque sorte les yeux et leurs accessoires, en augmentent la transpiration, dont il est souvent difficile d'éviter la suppression en ôtant ces lunettes ; de là des affections oculaires de tous genres qui peuvent avoir, et qui ont même presque toujours, des suites funestes pour l'organe de la vue : c'est ainsi que les cantonniers sur les routes, dans le midi surtout, ont la mauvaise habitude, lorsqu'ils cassent les pierres, de porter des espèces de lunettes faites en cuir et qui viennent s'appliquer exactement autour des yeux, en donnant entrée aux rayons par par un verre bombé comme un verre de montre. La transpiration, qui ne tarde pas à s'établir sous cet appareil, devient non-seulement nuisible à cause des motifs que nous venons de décliner, mais encore en ce qu'elle ternit la transparence du du verre et le range, par ce motif, dans la classe des verres coloriés.

Maintenant que nous avons signalé une partie des maux accasionnés par l'abus des lunettes, nous allons parler des circonstances dans lesquelles il est nécessaire de les porter, après avoir toutefois dit ou plutôt expliqué la manière dont elles agissent, ainsi que celle de les choisir.

L'axe d'un verre est constitué par une ligne qui tombe à angle droit sur lui, et passe par son centre ; de cette manière, et dans cette direction, le rayon n'est pas réfracté, car il passe en ligne droite ; tandis qu'au contraire tous les rayons qui tombent sur des verres convexes paralellement à l'axe sont réfractés, de telle sorte qu'ils se réunissent derrière lui en un seul point désigné sous le nom de foyer. La distance qui existe entre le verre et le foyer, se nomme foyer focal. *(Weylandt d'Hettanges, ouvrage précité.)*

Pour reconnaître la force d'un verre convexe, il faut mesurer cette distance focale au moyen d'une échelle graduée, cette force peut varier à l'infini : nous donnerons d'ailleurs plus loin l'échelle établie par Chevalier pour les myopes et les presbytes.

Lorsqu'il est question de verres concaves, la réfraction a lieu dans une direction opposée à celle des verres convexes ; car au lieu de réunir derrière eux les rayons lumineux, loin de là, les verres concaves les rendent bien plus divergents, et surtout plus diffus. Si on prolonge les rayons en-deçà du verre concave dans la même direction qu'ils suivent en divergeant au-delà, il y aura également un point auquel ils se réunissent naturellement, qui prendra aussi la dénomination de foyer ; d'où il résulte que le foyer ou distance focale est plus courte selon que le verre est plus convexe ou plus concave, tandis que moins il y a de convexité ou de concavité dans le verre, plus la distance focale est longue. *(Weylandt d'Hettanges, brochure précitée, plan-che 3.)*

La valeur des distances focales que l'on représente, est calculée par des n^os qui sont destinés à faire connaître le degré de convexité ou de concavité du verre sur lequel ils sont apposés. Il résulte de là que l'on ne saurait porter une trop grande attention à l'application et au choix des lunettes, et que leur usage imprudent, mal dirigé occasionne TOUJOURS UN DÉRANGEMENT DES FACULTÉS VISUELLES.

Il ne se passe pas de mois que les juifs, brocanteurs de lunettes, se présentent dans les villages, subtilisent la bonne foi des gens crédules qui achètent des lunettes au hasard et qu'ils paient d'autant plus que les verres grossissent plus les lettres de leurs heures chrétiennes, seul livre à leur usage ; aussi ceux qui se servent de ces espèces de lunettes, fatiguent leurs yeux, modifient leur vue et se rendent souvent COMPLÈTEMENT AVEUGLES. Il serait donc à désirer que l'on recommandât expressément à ces personnes, d'abord de ne jamais acheter de lunettes près de ces colporteurs, de ne les acheter qu'après avoir consulté des personnes suffisamment éclairées pour pouvoir leur indiquer les verres qui conviennent à leurs vues. Dans les grandes villes, elles pourront s'adresser aux médecins, aux opticiens en réputation; dans les campagnes, à MM. les curés qui tous ont des connaissances physiques plus que suffisantes pour ce choix et désormais l'on ne sera plus à la merci des colporteurs qui cherchent, avant tout, à vendre même des verres à puissance exagérée.

Pour mieux prémunir les personnes qui ont besoin de lunettes contre toutes les spéculations dont elles pourraient être victimes, nous dirons encore, outre l'échelle de proportion que nous donnerons plus loin, qu'il faut :

1° Se servir le plus tard possible de lunettes, quel qu'en soit le besoin ;

2° Choisir un verre qui ne grossisse pas l'objet, mais

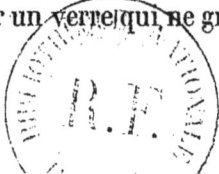

qui le fasse voir aussi près possible de sa grosseur naturelle, d'une manière claire, distincte, à la même distance que la personne le voyait quand son œil était dans son état le plus parfait ;

3° Que les verres soient nets, très limpides, incolores, acromatiques, polis, exempts surtout de fils et de bulles, afin que les yeux puissent éprouver une espèce de satisfaction en apercevant les objets avec netteté ;

4° Que l'on ne puisse plus distinguer les lettres dans un livre imprimé avec des caractères ordinaires, à la distance d'un pied, et les objets les plus gros à la distance double de celle précitée ;

5° Que l'individu distingue mieux les objets qui sont proches dans une demi obscurité que les autres personnes dont la vue est bonne ;

6° Qu'il puisse lire de près les plus petits caractères, tandis que l'homme doué d'une bonne vue aura peine à lire les lettres capitales ;

7° Qu'il éprouve un sentiment de fatigue, ou qu'un long examen des objets lointains lui fasse éprouver une espèce de distention de l'œil.

Dans l'un ou l'autre de ces cas, le malade ne doit plus différer de porter des lunettes ; mais jamais quand il n'en existe aucun ; il faut alors :

1° S'adresser à un habile opticien et même se faire accompagner autant que possible par un oculiste ou un médecin ; prendre plusieurs paires de lunettes et les choisir en les essayant pendant plusieurs heures de suite, en ayant soin de les retourner en différens sens, parce que tel verre qui peut convenir à un œil ne convient pas à l'autre : car on rencontre très souvent des personnes qui sont obligées de se servir de verres à foyer différent, particulier pour chaque œil, en harmonisant autant que possible leur action ;

2° Ne point porter continuellement les lunettes convexes ou concaves, à cause du dépolissement des verres ;

3° Le presbyte ne doit jamais employer ses lunettes

de loin , ni le myope de près. L'inconvénient qui en résulterait serait l'habitude à leur action.

4° Il faut être très circonspect sur le changement des n°s : s'il était trop prompt, il altérerait l'organe.

5°. Ne jamais se servir de verres légèrement convexes que l'on nomme conserves, car il n'y a de conserves que les verres sans foyer.

(Si néanmoins on voulait faire usage de conserves, les verres devraient être plans, très légérement coloriés, d'une teinte gris-bleu, gris simple ou brune : celle qui est le plus en harmonie avec la couleur de l'atmosphère est le gris-bleu.

Une condition , essentielle de ces verres, c'est qu'ils soient aussi minces que possible.

Le praticien , comme la personne qui se sert de ces espèces de lunettes , ne doivent pas perdre de vue qu'un œil couvert d'un verre noir ou brun est, à conditions égales , plus exposé à s'échauffer , qu'un œil couvert d'un simple verre blanc ; la couleur noire absorbant bien plus de calorique que la blanche ; et je pourrais rapporter ici l'expérience de Franklin , qui consiste à couvrir deux tas de neige , l'un d'un drap noir , l'autre d'un drap blanc , exposés tous deux au soleil. Le tas qui est couvert d'un drap noir fond très vite , tandis que celui sur lequel est le drap blanc , résiste très long-temps. Ceci prouve donc évidemment qu'il doit y avoir moins de perte de chaleur sur un œil couvert d'un verre foncé que sur celui qui ne l'est que d'un blanc ; ou qui ne l'est pas du tout.

On voit d'après cela que les verres verts , outre l'inconvénient de leur reflet jaunâtre qui fatigue considérablement la vue a encore celui dont nous venons de parler.)

6° Que les artisans qui ont besoin de se servir de loupes ou monocles , le fassent tantôt d'un œil , tantot de l'autre , car la vue finirait par se détériorer par l'usage continuel des verres grossissants à un seul œil ;

7° Que les verres pour les personnes qui ont subi l'opération de la cataracte soient très convexes pour suppléer à l'action du cristallin : mais que l'on ne les prenne que trois ou quatre mois après l'opération , pour ne pas en perdre tout le fruit : on doit aussi dans cette circonstance agir graduellement.

8° Que les verres , qui devront être d'une qualité supérieure , exempts de bulles et de rayures , soient soigneusement essuyés avec un linge fin , ou un morceau d'amadou , car lorsqu'ils sont rayés ils fatiguent la vue.

9° Si le malade peut se procurer des verres dits périscopiques (concavo-convexes), il s'en trouvera bien car ils augmentent le foyer de deux tiers de plus que les verres ordinaires , que l'on désigne sous la dénomination d'Isocèles.

Comme nous l'avons dit plus haut , nous résumerons sous trois chefs les circonstances qui obligent à porter des lunettes.

Le premier consiste à corriger la direction vicieuse des rayons lumineux. Ainsi , dans la myopie , dans la presbyopie , après l'opération , suivie de succès de la cataracte par l'un ou l'autre des procédés connus , dans le staphilôme transparent , etc , on se sert de lunettes , et le but que se proposent les personnes qui s'en servent est de déplacer avantageusement le foyer de la lumière en corrigeant la direction vicieuse des rayons : cependant les personnes qui se trouveront dans l'un ou l'autre des cas précités à l'exception des cataractés, devront ne se servir de lunettes , que lorsque la vue sera troublée , couverte de brouillards , au point de ne plus pouvoir lire ni écrire qu'avec fatigue , larmoiement et céphalalgie.

Les lunettes sont nécessaires aux personnes très myopes qui sont obligées d'appliquer sur leur nez ce qu'elles veulent lire , et de ne regarder que d'un seul œil ; il en est de même pour les presbytes qui, lorsqu'ils ont lu pendant quelques moments, sentent leurs yeux se brouiller et se fatiguer.

Le second chef , consiste à affaiblir la trop forte action de la lumière , ainsi on est souvent obligé d'avoir recours aux lunettes dans la photophobie , qui peut dépendre quelquefois d'une phlogose intra-oculaire , d'une blépharite , d'une conjonctivite chronique , ou bien encore d'une mydriase non amaurotique.

Les personnes qui voyagent dans les localités couvertes de neige , dans les lieux où il y a des corps très réflecteurs de la lumière , ont également besoin de lunettes.

Dans beaucoup de villes de l'Orient , les habitants ont pris l'habitude de se teindre les paupières , les cils et les sourcils en noir avec de l'antimoine et de l'huile, afin de modérer l'action du soleil. Il est des professions qui peuvent réclamer l'usage des lunettes pour se garantir , les forgerons , des étincelles , les casseurs de pierres , des petits éclats etc. , etc. ; mais elles devront toujours être à verres simples et construites de manière à laisser pénétrer l'air entr'elles et les organes qu'elles sont destinées à défendre et non de se les appliquer hermétiquement autour de l'œil , ainsi que nous l'avons déjà dit plus haut à l'égard des cantonniers.

Les fossoyeurs seuls pourront se servir de cette dernière espèce , parce qu'ils ne les conservent que pendant quelques instants et qu'elles les prémunissent contre le contact du gaz ammonical qui entretient chez eux une conjonctivite habituelle.

Le troisième chef , est celui qui a pour but , d'exalter l'action de l'image des objets sur la rétine. Ainsi chez les personnes qui sont affectées d'amblyopie , le but des lunettes est de rendre l'impression de l'image des corps sur la rétine plus vive , en exagérant les contours.

Les horlogers , les graveurs , les insectologes , les anatomistes transcendants , les astronomes , etc. , sont obligés de se servir de verres grossissants , parce que la plupart ont des objets très fins à examiner.

Il résulte donc que le but de l'emploi des lunettes , (et où elles sont d'une absolue nécessité) , se réduit :

1° à garantir , 2° à améliorer , 3° enfin à exagérer la faculté visuelle.

Quant à la nature de la matière que l'on emploie á la confection des verres , c'est ordinairement le Crown-glass , et c'est la meilleure pour la fabrication : il n'en est pas de même pour l'usage , car , et c'est avec quelque raison que les Anglais emploient et préfèrent même le cristal de roche : il est plus limpide , plus dur et plus réfringent que le verre ordinaire ; on peut par conséquent , en l'employant , éviter les trop grandes courbures. D'un autre côté , il ne prend pas , comme le Crown-glass , l'humidité ; mais il est bien plus difficile à tailler , ce qui ne laisse pas que de le rendre beaucoup plus cher et nous empêche souvent de le conseiller ; car , telles lunettes qui ne coûteraient que de 5 à 15 francs , en coûteraient 20 ou 25 , même 30 et au-dessus , sans comprendre dans ce prix la monture, de laquelle nous allons immédiatement parler.

Il y a , comme dans les verres , des différences dans les montures , et il n'est pas inutile de nous en occuper.

Les anciens portaient des lunettes appelées Pince-nez , parce qu'on les mettait à cheval sur le nez : c'est cette espèce de lunettes qui est encore aujourd'hui la plus répandue dans nos campagnes , et nos fashionables ne les dédaignent pas ; seulement ils y ajoutent un ruban pour les suspendre soit au col , soit à la boutonnière , ce qui les rend plus ridicules encore. Hé bien ! cette forme de lunettes est très nuisible, car , cette pincette que l'on se met sur le nez , remue, vacille très facilement , tiraille la peau des conduits lacrymaux et comprime les narines : de là la vue tremblante , le larmoiement, la gène de la respiration , etc. C'est à regret que nous voyons cette ancienne espèce de lunettes revenir sur l'horison , on y avait cependant renoncé dans le monde élégant depuis long-temps.

De nos jours , les lunettes ont des branches longues qui se développent et prennent sur les tempes leur

point d'appui , ou bien , on les tient à la main devant
les yeux, ce qui vaudrait bien mieux, si le bras n'en
éprouvait de la fatigne. Ces dernières sont désignées
sous le nom de lorgnons ou binocles.

Les lorgnons existent sous deux formes, l'une monocle, l'autre binocle ; l'usage des premières devrait
être banni, parce qu'en ne faisant exercer qu'un seul
œil, ils nuisent considérablement à l'autre, au point
qu'il y a des personnes qui sont devenues amauroti-
ques, d'un seul côté, par suite du long usage du lorgnon monocle qu'elles portaient, toujours du même
côté, et par coquetterie.

Cette espèce de lorgnon ne doit être permise que
lorsque la personne qui en fait usage n'a plus qu'un
seul œil. On doit aussi bannir, et à plus forte raison
encore, les lorgnons monocles que les dandys fixent en
les enchassant entre la base des paupières, et en con-
tractant en même temps leur muscle orbiculaire autour du cercle du lorgnon. Cette pratique, outre
qu'elle n'est pas gracieuse, comprime les paupières,
prédispose non seulement aux amauroses, mais encore
favorise les congestions.

Quant aux lorgnons binocles, nous avons dit plus
haut quelle serait la manière de les porter, si la fati-
que du bras n'en était la conséquence ; la vue est également vacillante comme avec les monocles, aussi ne
doit-on s'en servir que pendant quelques instans, et
doit-on préférer pour des lectures prolongées, ou pour
un usage habituel les lunettes qui se fixent aux tempes.

La matière dont est composée la monture des lunettes n'est pas indifférente non plus.

Une monture bien conditionnée, doit être solide et
légère: aussi on emploie ordinairement l'or, l'argent,
la corne, l'ivoire, la baleine ; l'acier, le fer, que l'on
associe souvent à l'écaille. Les montures doivent pré-
senter des variétés quant à l'échancrure nasale, selon
la hauteur et le volume du nez. Il est des ponts de
lunettes qui doivent être faits en forme d'X, d'autres
en forme de K : X si la force des yeux est égale de

chaque coté et K dans le cas contraire, X permet de placer les lunettes sans choisir de côté, tandis que K oblige de les placer toujours du même côté.

Il est urgent pour qu'une monture aille bien, qu'elle ne vacille pas afin que le centre de chaque verre ré‑ponde constamment au centre de chaque œil, ou pour nous servir d'autres termes, que les axes visuels ré‑pondent aux axes pupillo rétinéens.

Il faut que les verres puissent être enchassés dans les goutières destinées à les recevoir de manière à ce qu'ils ne puissent remuer.

Nous aurions pu en parlant de la forme des verres nous étendre bien plus, mais nous serions sorti des limites que nous nous étions tracées ; cependant nous croyons utile de dire encore et de répéter que, sous le rapport de la forme des verres de lunettes, ils sont ordinairement, ronds, oblongs ou angulaires.

Les ronds sont incontestablement les meilleurs, surtout lorsqu'ils sont très larges, parce que les verres petits rétrécissent le champ de la vision et nuisent à la rétine.

Les oblongs réfractent peu avantageusement la lu‑mière, et cependant ce sont ceux qui sont le plus à la mode.

Quand aux verres angulaires, ils sont ou carrés, ou semi lunaires, c'est-à-dire qu'ils offrent deux angles d'un coté et une courbure de l'autre.

Nous lisons dans la brochure de C. Chevalier que l'opticien emploie le verre sous trois formes principa‑les, qui, prises séparément ou combinées, constituent tous les instruments d'optique employés jusqu'à ce jour.

1º Le verre plan, dont les deux surfaces sont exac‑tement paralelles.

2º Le verre concave ou creux.

3º Le verre convexe ou bombé.

En combinant ces trois formes primitives, on obtiendra des verres biconcaves, biconvexes, plano‑concaves, etc. Mais toutes ces combinaisons ne don‑neront jamais pour résultat que six lentilles, trois à bords tranchants, les trois autres à bords épais ; les premières sont toutes convergentes, les secondes au contraire ont toutes la propriété de faire diverger les rayons lumineux. Le verre plan laisse voir les objets sous leurs formes et leurs dimensions naturelles. Le verre convexe les grossit en augmentant la convergence des rayons, ou en diminuant leur divergence. Les lentilles concaves produisent l'effet opposé.

Chevalier parle aussi de la manière dont est travaillée la lentille.

Elle doit représenter selon lui exactement deux segments d'une même sphère, ou de deux sphères différentes adossés par leurs surfaces planes, et placés sur le même axe. Alors seulement elle donnera à son foyer une image nette de l'objet soumis à son action. Si tous les points de l'une des surfaces convexes n'appartiennent pas à la même sphère, chaque variation de courbure produira une réfraction particulière ; il y aura autant de foyers différents, et par conséquent autant d'images. Ces imperfections rendent la vision distincte impossible ; un tel verre doit être rejeté ; mais on s'en garde bien, et ce sont précisément CEUX QU'ON NE CRAINT PAS DE COLPORTER DANS LES CAMPAGNES.

Les mêmes règles sont applicables aux verres concaves.

Quant aux verres cylindriques, ils ont été entièrement abandonnés, ils étaient composés de deux segments de cylindres, posés transversalement, et étaient principalement destinés aux presbytes.

Il y a encore une autre espèce de verres, on les nomme périscopiques de Vollaston ou verres ménisques.

Avec ces verres on peut bien voir dans toutes les directions, tandis qu'avec les verres ordinaires la vue ne peut s'exercer très distinctement que dans la direction axuelle ou centrale du verre ; si l'on regarde de coté, la vue est confuse. Avec les verres ménisques de Vollaston la vue peut s'exercer distinctement dans

tous les sens. Ces verres sont construits d'après le principe suivant.

Supposons un œil placé au centre d'une sphère
creuse : il est évident qu'il verra les objets placés dans
toutes les directions perpendiculairement à la surface
de la sphère. Conséquemment plus un verre de lunette
entourera l'œil comme une surface globulaire, plus
toutes ses parties formeront un angle droit avec la
ligne axuelle : le pouvoir de ses différentes parties
sera uniforme, et l'on évitera le manque de netteté
des objets latéraux. D'après ce principe, tout verre de
lunette devra être convexe à l'extérieur, concave à
l'intérieur. Pour la vue longue, la section aura la
forme d'un ménisque ou croissant, et pour les vues
courtes, la principale courbure sera du coté concave.

Nous terminerons la série des espèces de verres par
ceux aux quels le grand et célèbre physicien Franklin
a donné son nom (verres à la Franklin); ils devaient
doublement porter ce nom, car non seulement il en
est l'inventeur ; mais, c'est encore pour son propre
usage qu'il les imagina. Ces verres sont faits de telle
sorte qu'ils permettent de voir de près et de loin, sans
changer de lunettes : les verres en sont à double foyer.
Chaque verre se compose de deux fragments ou moitiés
de deux autres verres à foyer différent, et qui sont joints
ensemble dans le même cercle de la monture. Chevalier dit : il est des myopes qui avec des lunettes ordinaires voient bien les objets placés devant eux, par
exemple les mets, lorsqu'on les leur sert à table ; mais
qui ne voient pas la physionomie des personnes placées
à l'autre bout de la table, à moins de se servir de
lunettes d'un plus petit foyer.

C'est pour remplir ce double but que Franklin a
fait scier dans leur milieu deux verres à foyer différent ; il a placé à la partie inférieure du cercle la moitié du verre qui devait le faire voir de près, et à la
partie supérieure celle qui devait le faire voir de loin.
De sorte que pour voir de près ou de loin, il n'avait
qu'à baisser ou élever les yeux.

Ces sortes de lunettes sont celles dont devraient se servir les personnes qui sont très myopes, afin d'éviter les grimaces fort désagréables qu'elles sont obligées de faire pour regarder les objets lointains.

Cette espèce de lunettes est aussi applicable aux presbytes.

Pour que le but qu'on se propose de ces lunettes à double foyer soit bien rempli, il ne faut pas se contenter de couper un verre en deux parties, dont on forme les deux segments de chaque cercle, on ferait toujours dans ce cas de très mauvaises lunettes.

Chaque segment des verres à la Franklin doit être taillé dans un seul verre, de façon que le centre optique se trouve au centre du fragment; ainsi, ces lunettes doivent avoir quatre axes, deux pour les segments supérieurs et deux pour les segments inférieurs.

Elles ont subi un changement assez utile. M. Elkington les a composées de manière à ce que les deux segments forment en se rencontrant un angle plus ou moins ouvert, et l'axe optique vient toujours couper la surface du verre à angle droit.

Nous terminerons cette brochure par l'application pratique.

Les degrés de la forme refringente des verres se marqueront par numéros, et ces numéros se rapporteront précisément aux pouces de l'axe de la sphère, dont le verre n'est qu'un segment.

On comprend facilement que la sphère d'un verre est d'autant plus petite que ce dernier est plus convexe. Nous citerons pour exemple la cornée transparente, qui a la forme d'un verre concavo-convexe : elle est le segment d'une sphère dont le diamètre offre sept lignes et demie de longueur. Ainsi que l'on peut facilement le voir, elle est plus convexe que la sclérotique, dont la sphère présente un diamètre de douze lignes à peu près.

Voilà la raison qui fait que plus les verres des presbytes sont convexes, moins ils présentent de largeur ou d'étendue périphérique.

Les verres ordinaires appartiennent à des sphères de 30 à 100 pouces de rayon.

On ne dépasse jamais ce chiffre de cent pouces ; mais on descend nécessairement au dessous de trente pour les vues très faibles.

On conçoit facilement, d'après ce que nous venons de dire, que plus le numéro d'un verre est élevé, plus sa force réfringente est faible.

En conséquence les numéros des verres à choisir seront toujours en raison directe du degré de la force visuelle, ou inverse du degré d'intensité de la maladie ; car plus un œil est faible, plus le numéro du verre doit être au bas de l'échelle.

On ne peut pas de prime-abord déterminer le numéro qui convient à un myope ou à un presbyte qui prend pour la première fois des lunettes. Chez tel myope il faut choisir au dessous du n° 16, chez tel autre 30 et 60.

Il est extrêmement rare qu'un myope commence par un numéro plus élevé que soixante ; sa myopie serait tellement faible dans ce cas, qu'elle ne différerait presque pas de la vue normale. Il n'en est pas de même des presbytes ; la diminution de la portée de leur vue leur est sensible, et, ils ont bien plutôt recours à l'usage des lunettes, leur premier choix est ordinairement entre soixante-douze et quatre-vingt.

M. Chevalier a établi les 4 séries suivantes de n^{os} pour les myopes, selon le degré de l'infirmité.

1ere Série, commençant par le n° 60 employé ordinairement par des personnes qui prennent des lunettes pour la 1ere fois.

60, 30, 20, 18, 16 (myopie faible.)

2eme Série, dont l'usage est plus général.

15, 14, 13, 12, 11, 10 (myopie plus prononcée.)

3eme Série, employée fréquemment.

9, 8, 7, 6, 5, 4 1/2, 4 (myopie forte.)

4ᵉᵐᵉ Série, vues excep-tionnelles assez rares. $\begin{cases} 3\ 3/4,\ 3\ 1/2,\ 3,\ 2\ 3/4 \\ 2\ 1/2,\ 2\ 1/4,\ 1\ 1/2\ (\text{myopie} \\ \text{très forte.}) \end{cases}$

Les personnes qui ont recours à cette dernière série, doivent avoir deux ou trois paires de lunettes de numéros différents pour les divers usages, ainsi que nous l'expliquerons plus bas.

Il résulte de ce tableau que la progression est brusque dans la 1ᵉʳᵉ série, ménagée dans les seconde et troisième, et fractionnée dans la quatrième. D'abord on saute de plusieurs numéros, puis ils se suivent exactement; et enfin on n'arrive plus que par moitié ou quart de pouce. Cette manière de procéder est conforme à la marche de l'altération de la vue.

D'ailleurs la différence qui existe entre un verre de deux pouces et un pouce et demi est bien plus sensible à la vue que celle que l'on trouve entre deux verres dont les courbures sont moins fortes, par exemple entre 20 et 18. Il devenait donc nécessaire de soumettre les premiers à une graduation plus délicate.

Il est très rare que les myopes emploient les numéros intermédiaires à cent et trente, par la raison qu'ils n'éprouvent de la difficulté à distinguer les objets placés à une certaine distance que lorsque ce dernier numéro devient indispensable.

Ainsi pour la lecture des caractères ordinaires de l'imprimerie, la puissance visuelle est encore suffisante, bientôt on finit par ne plus pouvoir lire distinctement sans le secours des numéros 30, 20. Ce n'est que difficilement que l'on se décide à leur usage, parce qu'on y voit encore bien de près. On ne réfléchit pas que la myopie n'attend pas, et fait des progrès d'autant plus rapides que l'œil est soumis à des efforts plus pénibles.

Il y a des myopes qui, croyant avoir une vue excellente, étaient fort étonnés de pouvoir apercevoir distinctement les objets à travers des verres convenables :

cependant c'était déjà le n° 15 qu'il fallait employer pour rendre à leur vue toute sa puissance.

Il est bon d'avoir plusieurs paires de lunettes à foyer différent pour s'en servir suivant que l'on veut voir de près ou de loin, ou bien avoir des lunettes à la Franklin.

ÉCHELLE POUR LES PRESBYTES.

1ere Série, 100, 80, 72, 60, 48, 36, 30, 24, 20 (presbyopie commençante.)

2eme Série, 18, 16, 15, 14, 13, 12 (deuxième degré.)

3eme Série, 11, 10, 9, 8, 7, 6, 5 (presbyopie bien prononcée.)

4eme Série, 4 3/4, 4 1/2, 2 1/2, 2, 1 3/4, 1 1/2, 1 (dernier degré.)

C'est cette dernière série que l'on conseille principalement aux personnes opérées avec succès de la cataracte.

Il est des personnes qui portent deux paires de lunettes. Ce procédé entraine de très graves inconvénients, au point qu'il vaudrait en quelque sorte mieux qu'elles n'en portassent point.

La connaissance de l'âge ne sert absolument à rien pour le choix des lunettes.

Le numéro ne doit être ni trop faible ni trop fort, l'excès de l'un ou de l'autre serait nuisible. Il doit permettre de voir les objets aussi distinctement que dans l'état normal. L'œil doit se plaire, se reposer de l'usage des lunettes au lieu de se fatiguer.

Il ne faut pas essayer plusieurs numéros à la fois, on choisirait mal à cause de la fatigue que cette manœuvre ferait éprouver à l'œil.

Schmitt admet le principe suivant concernant les lunettes.

« Pour déterminer les verres les plus propres aux
» vues faibles, il faut, dit-il, trouver les limites de
» la vision distraite et confuse, où les distances de
» l'œil aux endroits où un objet commence à paraître

» confus, en mesurant la moindre distance à laquelle
» celui qui a la vue longue peut voir distinctement
» un grand caractère imprimé, et le lire aisément, et
» de même en mesurant la plus grande et la moindre
» distance où celui qui a la vue courte peut voir dis-
» tinctement un petit caractère et le lire aisément,
» ou encore plus exactement en plaçant l'extrémité
» d'une longue règle fort proche de l'œil, ou plutôt un
» peu au dessous, et, observant les plus grandes et
» les moindres distances où les lignes mêlées le long de
» la règle commencent à paraître confuses. J'appelerai
» verres les plus propres aux vues faibles ceux qui sont
» les moins concaves ou les moins convexes parmi
» ceux qui peuvent procurer une vision distincte.
» (Cours complet d'optique, tome 1, page 51.) »

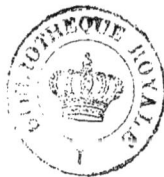

FIN.

Avignon. —Typ. de Th. FISCHER aîné, rue des Ortolans, 4.

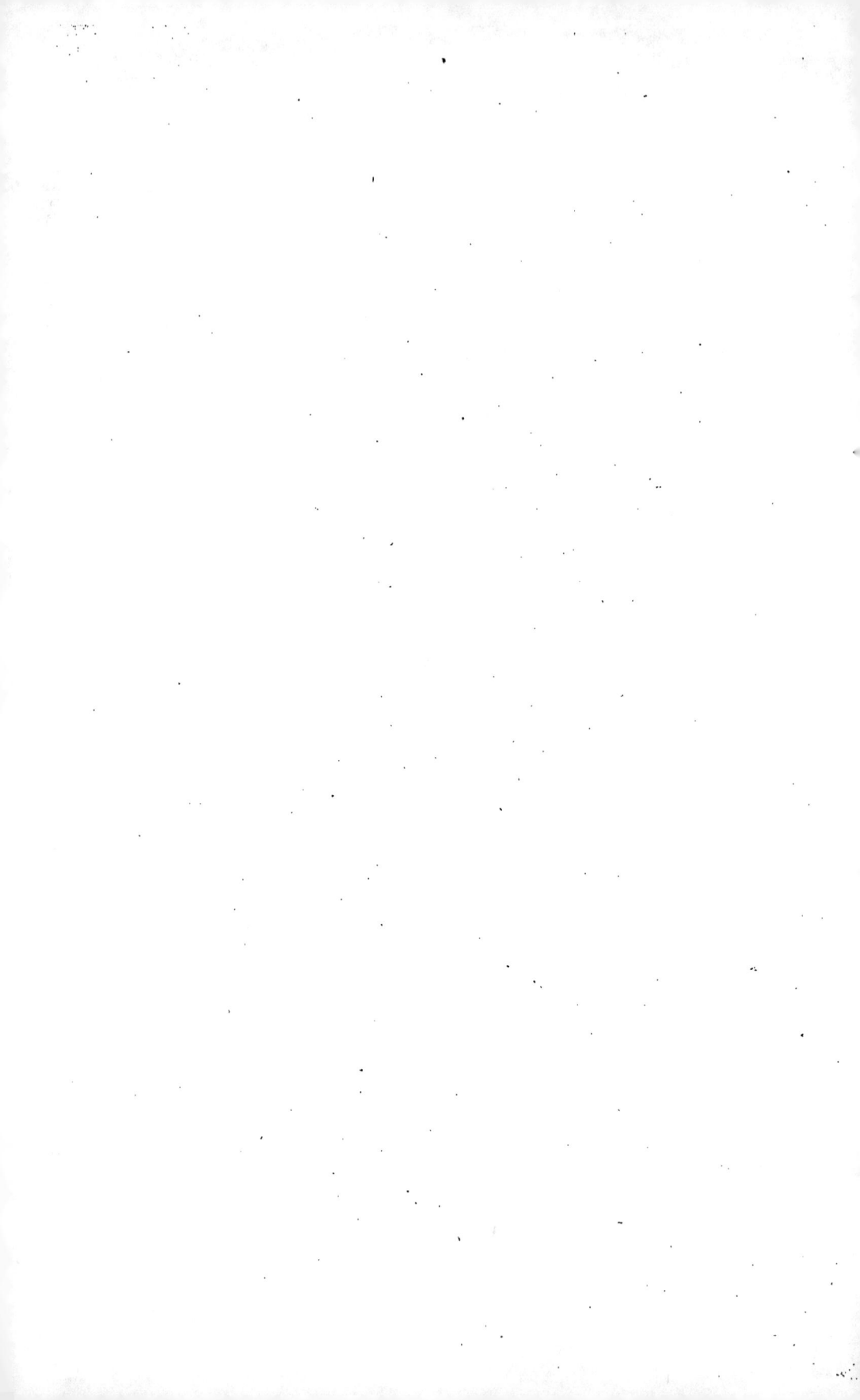

www.ingramcontent.com/pod-product-compliance
Lightning Source LLC
Chambersburg PA
CBHW070736210326
41520CB00016B/4469